# கொத்தவரை

## வி.எஸ்.ரோமா

ISBN 978-1-63957-138-3

# பொருளடக்கம்

# பொருளடக்கம்

# 1

☙❧

### காது இரைச்சல்

காதுக்குப் போகும் ரத்த ஓட்டம் குறைவதால், செவி நரம்பு பாதிப்பதால், செவிப்பறை மீது அழுக்குப்படிந்து அழுத்துவதால், காதில் அடிக்கடி சீழ்வடிவதால், தடுமம், உயர் ரத்த அழுத்தம், சர்க்கரை நோய், தைராய்டு பிரச்னை... இப்படி பல காரணங்களால் காதில் இரைச்சல் உண்டாகலாம்.

காது அரிப்பு என்பது பெரும்பாலும் காதில் ஏற்படும் நோய்த்தொற்றின் விளைவாக ஏற்படும் ஒரு அறிகுறியாகும். இது வழக்கமாக காது கால்வாயின் சருமத்தின் இயற்கை சுரப்பிகளின் ஏற்றத்தாழ்வுகளால் ஏற்படுகிறது. காது அரிப்பு என்பது ஒரு பொதுவான பிரச்சனையே ஆகும். இது பொதுவாக ஒரு அடிப்படை நோய் இருப்பதையே சுட்டிக்காட்டுகிறது.

### வெதுவெதுப்பான ஒத்தடம்

சளியினால் ஏற்பட்டுள்ள காது வலி என்றால், அந்த வலியை குறைக்க உதவும்.

### காது பிரச்சனைகளை சமாளிக்கும் முறைகள்

### காது......

இந்த இரண்டு எழுத்து உறுப்பு ஒலியைக் கேட்பதற்கு மட்டுமல்ல நாம் நேராக நிற்கவும், தள்ளாடாமல் நடக்கவும்கூட மிக அவசியம். கேட்கும் திறனுக்கும் பேச்சுத் திறனுக்கும் நெருங்கிய தொடர்பு உண்டு. குழந்தைக்கு காது கேட்கத் தொடங்கினால்தான், அது பேசத் தொடங்கும். இல்லையென்றால் அதற்குப் பேச்சும் வராது. மாசடைந்த சூழல், ஒலி மாசு, சுய சுத்தம் குறைவு, மாறிவிட்ட வாழ்க்கை முறைகள் போன்ற பல காரணங்களால் இப்போது காது பிரச்சனைகளும் அதிகரித்து

வருகின்றன.

காது வலி என்பது குழந்தைகளுக்கு மட்டுமல்லாது பெரியவர்களுக்கும் அது பெரிய தொந்தரவாக இருக்கும். அதற்கு நீங்கள் மருத்துவரை சந்தித்து அவர் சரியான மருந்தை பரிந்துரைக்கும் வரை வலி குறையாது.

இந்த எளிய வீட்டு சிகிச்சைகள் காது வலியை நீக்கும்.

வெதுவெதுப்பான ஆலிவ் எண்ணெய் காது வலிக்கு பெரிய மாயங்களை நிகழ்த்தும் என்பது அறியப்பட்ட ஒன்றே. ஆலிவ் எண்ணெயை லேசாக சூடாக்கவும். குறுகிய வாயை கொண்ட ஒரு சுத்தமான குப்பியில் அதனை அடைக்கவும். அதிலிருந்து சில சொட்டுக்களை பாதிக்கப்பட்ட காதில் ஊற்றவும். உள்ளே சென்ற எண்ணெய் வெளியே வராமல் பார்த்துக் கொண்டால், அது அதன் வேலையை திறம்பட முடித்து விடும்.

உங்களுக்கு மூக்கடைப்பும் காது வலியும் சேர்ந்து இருந்தால், அது சளியினால் இருக்கலாம். மூக்கை சுத்தப்படுத்தினால், கீழ்கண்ட பயன்கள் கிடைக்கும். சுவாச பாதையில் இடைஞ்சல் இல்லையென்றால் காதில் ஏற்பட்டுள்ள அழுத்தம் குறையும். இது வலியை குறைக்க உதவும்.

அழற்சியில் இருந்து விடுபட நீங்கள் வெங்காயத்தை ஒரு பேஸ்ட்டாக பயன்படுத்தலாம். வீக்கத்தால் உங்களுக்கு காது வலி ஏற்பட்டிருந்தால், வெங்காய பொடி மற்றும் தண்ணீரை கொண்டு பேஸ்ட் செய்யவும். இந்த பேஸ்ட்டை காதின் வெளிப்பகுதிகளில் தடவினால் நிவாரணம் கிடைக்கும்.

உங்களிடம் ஆலிவ் எண்ணெய் இல்லையென்றால் கீழ்கூறிய சேர்க்கையை பயன்படுத்தலாம். பூண்டு எண்ணெய் மற்றும் முல்லைன் எண்ணெயின் கலவை நோய்களை உண்டாக்கும் நுண்ணுயிரிகளை எதிர்த்து போராடவும் அழற்சியை குறைக்கவும் இந்த கலவை உதவும்.

உங்களுக்கு வெளிப்புற காதுகளில் எரிச்சல் இருந்தால், வெளிப்புற காதுகளில் லாவெண்டர் எண்ணெய்யை ஊற்றி மெதுவாக தடவவும். இது மென்மையாக ஒத்தனம் கொடுப்பதை போல் இருக்கும். இதனை நாள் முழுவதும் செய்யலாம்.

மூக்கு குழாய்கள் மற்றும் காதுகளில் சேர்ந்திருக்கும் நீரை வெளியேற்ற நீரை கொதிக்க வைத்து, அதில் கொஞ்சம் யூகலிப்டஸ்

தைலத்தை ஊற்றுங்கள். ஆவி பறக்கும் இந்த தண்ணீரை சுவாசித்து, அடைப்பட்டிருக்கும் நீரை இந்த எண்ணெய் வெளியேற்ற உதவும்.

சளியினால் காதில் வலி ஏற்படுத்தால், உங்களின் உணவில் இவை-களை சேர்த்துக் கொள்ள வேண்டும். வைட்டமின் ஏ வைட்டமின் சி வைட்டமின் ஈ இதன் விளைவுகள் மறைமுகமாக இருந்தாலும் கூட, உங்கள் நோய் எதிர்ப்பு சக்தியை இது வலுவடையச் செய்யும்.

### காதுவலிக்குக் காரணம்

காது நோய்களில் முக்கியமானது, காதுவலி. காதில் கொப்புளம் தோன்றுவது, காதில் சீழ் வடிவது, அழுக்கு அல்லது அந்நியப் பொருட்-கள் அடைத்துக் கொள்வது, எறும்பு போன்ற பூச்சி புகுவது, காதில் அடிபடுவது போன்றவற்றால் காதுவலி வரும். மூக்கில் சளி பிடிப்பது, மூக்கு ஒழுகுவது, தடுமம் போன்ற மூக்குப் பிரச்னைகளால்கூட காதுவலி வருகிறது. தொண்டையில் சளி பிடித்து புண் உண்டாவது, டான்சில் வீங்குவது போன்றவையும் காதுவலியை வரவேற்கும். காதுவலிக்கான காரணத்தைக் கண்டறிந்து சிகிச்சை பெற்றால் குணமாகும்.

### காதில் சீழ் வடிந்தால்

காதில் சீழ் வடிவதற்கு முக்கியக் காரணம், ஜலதோஷம்தான். இதன் துவக்கத்தில், மூக்கில் தண்ணீர் மாதிரி சளி கொட்டும். தும்மல் வரும். இதைக் கவனிக்கத் தவறினால், மூக்கிலிருந்து மஞ்சள் நிறத்தில் சளி கட்டியாக வரும். இப்போதாவது இதற்கு சிகிச்சை எடுத்துக் கொள்ள வேண்டும். இல்லையென்றால், இந்தச் சளியில் உள்ள கிருமிகள், தொண்டையையும் நடுக்காதையும் இணைக்கின்ற 'ஈஸ்டாக்கியன் குழல்' (Eustachian tube) வழியாக நடுக்காதுக்குச் சென்று, சீழ் வைக்கும். பிறகு அங்குள்ள செவிப்பறையைத் துளைத்துக் கொண்டு வெளிக்காது வழியாக சீழ் வெளியேறும். காதில் சீழ் வடிந்தால், கண்டிப்பாக அது கேட்கும் திறனைப் பாதிக்கும். ஆகவே, இதற்கு ஆரம்பநிலையிலேயே மருத்துவ சிகிச்சை பெற்றுவிட வேண்டும். காலம் கடத்தினால், 'டிம்-பனாஸ்டமி' (Tympanostomy) எனும் அறுவை சிகிச்சை தேவைப்ப-டும்.

### காதில் குரும்பி சேர்ந்தால்

காதுகள் சரியாகக் கேட்க வேண்டுமானால், செவிப்பறை சீராக இருக்க வேண்டும். இதற்கு இயற்கை நமக்குத் தந்துள்ள பாதுகாப்பு வளையம்தான், காதுக் குரும்பி (Ear wax). காதுக்குள் 'செருமோ-

னியஸ்' சுரப்பிகள் (Ceremonious glands) உள்ளன. இவைதான் காதுக்குள் ஒருவித திரவத்தைச் சுரந்து, குரும்பியாக மாறி, செவிப்பறையைப் பாதுகாக்கின்றன. காதுக்குள் நுழையும் பூச்சிகள், அழுக்குகள், அந்நியப் பொருட்கள் போன்றவை செவிப்பறையைப் பாதித்துவிடாதபடி தடுப்பது, இந்தக் குரும்பி தான். இதை அகற்ற வேண்டிய அவசிய-மில்லை. தானாகவே மெள்ள மெள்ள ஊர்ந்து வெளியில் வந்துவிடும்.

### குரும்பியை அகற்றுவது முறைகள்

குரும்பியை அகற்ற வேண்டிய கட்டாயம் ஏற்படுமானால், மூன்று வழிகளில் அதை அகற்றலாம். நம் கண்ணுக்கு எளிதில் தெரியும்படி உருண்டையாகத் திரண்டிருக்கும் குரும்பியை ஊக்கு கொண்டு அகற்-றிவிடலாம். சிலருக்குக் காதின் உள்புறமாக குரும்பி ஒட்டிக்கொண்டி-ருக்கும். இவர்களின் காதில் இதற்கென உள்ள காது சொட்டு மருந்து அல்லது தேங்காய் எண்ணெய் சில சொட்டுகள் சில நாட் களுக்கு விட்டால், குரும்பி அதில் ஊறி, தானாகவே வெளியில் வந்து விடும் என்றாலும், நாள்பட்ட குரும்பி இந்த வழியில் வராது. சிரிஞ்சு மூலம் தண்ணீரைப் பீய்ச்சி அடித்து அகற்ற வேண்டும். இதற்கு மருத்துவர்தான் உதவ வேண்டும்.

### காது குடைவது

காதுக்குள் ஏதாவது பிரச்னை என்றால், உடனே நாம் கையில் எடுக்கும் பொருள் 'பட்ஸ்'தான். காதுக்குள் குரும்பி சேர்ந்தால் பட்ஸ் கொண்டு அதை எடுக்க முயல்கிறோம். இந்த முயற்சி, குரும்பியை இன்னும் கொஞ்சம் உள்ளே தள்ளிவிடுமே தவிர, வெளியில் கொண்டு-வராது. மாறாக, செவிப்பறையைத் தாக்கிப் புண்ணாக்கிவிடும். ஆகவே, கையில் தொடக்கூடாத ஒரு பொருள் உண்டென்றால் அது 'பட்ஸ்'தான் என்பதைப் புரிந்துகொள்ளுங்கள்.

இன்னும் பலருக்குக் காது குடைவது ஒரு பழக்கமாகவே உள்ளது. ஊக்கு, ஹேர்பின், பேனா, பென்சில், பலப்பம், தீக்குச்சி, சாவி என்று கையில் கிடைப்பதை எல்லாம் காதுக்குள் நுழைத்துக் குடைந்து கொண்-டிருப்பார்கள். இந்தப் பழக்கம் நீடித்தால், செவிப்பறை பழுதடைந்து, பின்னொரு நாளில் காது கேட்காமல் போகும்.

### காதுக்குள் அந்நியப் பொருள்

காதுக்குள் புகுந்த பொருள் கண்ணுக்குத் தெரிந்தால், தலையை சாய்த்துப் பொருளைக் கீழே விழ வைக்கலாம் அல்லது மருத்துவரிடம்

காண்பித்து அதற்கென உரிய கருவியால் வெளியில் எடுப்பதே நல்லது. காதில் எறும்பு போன்ற பூச்சி புகுந்திருந்தால், தேங்காய் எண்ணெய் அல்லது ஆலிவ் எண்ணெயை சில சொட்டுகள் விட்டால், பூச்சி அதில் இறந்துவிடும். பிறகு, சில சொட்டுகள் தண்ணீர் விட்டு, தலையை சாய்த்தால் பூச்சி வெளியில் வந்துவிடும். எந்தக் காரணத்தைக் கொண்-டும் காய்ச்சிய எண்ணெயைக் காதுக்குள் ஊற்றாதீர்கள். அப்படிச்செய்-தால், அது காதைப் பாதிக்கும்.

### காது சொட்டு மருந்து

காதுவலி, காது அடைப்பு, காது இரைச்சல் என்று காதுப் பிரச்னை எதுவானாலும் உடனே காதில் ஒரு சொட்டு மருந்தை ஊற்றிக்கொள்வது சிலருக்குப் பழக்கம். இதனால் அவர்களுக்கு ஆபத்துதான் வருமே ஒழிய காதுக்குப் பாதுகாப்பு ஏற்படுவதில்லை. நம் காது எப்போதுமே உலர்ந்த தன்மையுடன் இருக்க வேண்டிய உறுப்பு. அதில் அவசிய-மேயின்றி எண்ணெய், சொட்டு மருந்து என்று எதையாவது ஒன்றை ஊற்றி ஈரமாக வைத்திருந்தால், காற்றில் கலந்து வரும் பூஞ்சைக் கிரு-மிகள் (Fungal infection) அதில் உட்கார்ந்து கொள்ளும். அரிப்பை உண்டுபண்ணும். காது அடைத்த மாதிரி தோன்றும். காதுவலி, காதில் சீழ் வடிவது என்று பிரச்னைகள் தொடரும். இறுதியில், காது கேட்பது குறையும். ஆகவே, தேவைப்பட்டால் மட்டுமே மருத்துவரின் ஆலோ-சனைப்படி காதில் சொட்டு மருந்து ஊற்றுங்கள். நீங்களாக எந்த மருந்-தையும் காதுக்குள் ஊற்றாதீர்கள்.

### காது கேளாமை

அதீத சத்தம்தான் காது கேளாமைக்கு முக்கியக் காரணம். பொது-வாக 80 டெசிபல் சத்தம் வரை கேட்பது ஆபத்தில்லை. 90 டெசிபல் சத்தத்தைத் தினமும் எட்டு மணி நேரத்துக்குக் கேட்கிறோம் என்றால், அது காதைக் கட்டாயம் பாதிக்கும். வெடிச் சத்தம் போன்ற 140 டெசி-பல் சத்தத்தை சில விநாடிகள் கேட்டாலே காது பாதிக்கப்படுவது நிச்-சயம். ஆகவே, விமான நிலையம், ஜெனரேட்டர் ஓடுகின்ற தொழிற்சா-லைகள் போன்ற சத்தம் மிகுந்த இடங்களில் வேலை செய்பவர்களுக்குக் காது கேட்காமல் போகும் வாய்ப்பு அதிகம்.

இதனைத் தடுக்க காதில் பஞ்சை வைத்துக் கொள்ளலாம் அல்லது 'இயர் பிளக்' (Ear Plug) பொருத்திக்கொள்ளலாம். 'இயர் மஃப்' (Ear Muff) அணிந்து கொள்ளலாம். சிலருக்கு நடுக்காதிலுள்ள அங்-

கவடி எலும்பு பாதிக்கப்படும்போது (Otosclerosis) காது கேட்காது. இதனை குணப்படுத்த 'ஸ்டெபிடெக்டமி' (Stapedectomy) எனும் அறுவை சிகிச்சை உள்ளது. பழுதடைந்த எலும்பை அகற்றிவிட்டு, அதற்குப் பதிலாக உலோகத்தாலான எலும்பைப் பதித்துவிடுவார்கள். இதன் பலனால் காது கேட்கும்.

### பிறவியிலேயே காது கேளாமை

பரம்பரைக் கோளாறு, நெருங்கிய உறவுமுறையில் திருமணம் செய்-துகொள்வது, கர்ப்ப காலத்தில் தாய் சாப்பிடும் சில மாத்திரைகள், கர்ப்பிணிக்குத் தட்டமை வருவது போன்றவை குழந்தைக்குப் பிறவியி-லேயே காது கேளாமையை ஏற்படுத்துகின்றன. கணவருக்கு ஆர்.ஹெச் பாசிட்டிவ் ரத்தமாகவும், மனைவிக்கு ஆர்.ஹெச் நெகட்டிவ் ரத்தமாக-வும், குழந்தைக்கு ஆர்.ஹெச் பாசிட்டிவ் ரத்தமாகவும் இருந்தால் அந்-தக் குழந்தைக்குப் பிறவிச் செவிடு உண்டாகலாம். அடுத்து, குழந்தைக்கு ஏற்படுகின்ற மூளைக்காய்ச்சல் இந்தப் பிரச்னையை உண்டுபண்ணும்.

### என்னென்ன பரிசோதனைகள்

காது கேளாமையின் விகிதத்தை மதிப்பீடு செய்ய 'ஆடியோகிராம்' மற்றும் 'இம்பெடன்ஸ் ஆடியோமெட்ரி' (Impedance audiometry) ஆகிய அடிப்படை பரிசோதனைகள் உள்ளன. காது கேளாமையை இவற்றில் முழுமையாக மதிப்பீடு செய்ய முடியாதபோது, மின் அதிர்வு-களை ஏற்படுத்தி கண்டுபிடிக்கும் 'பெரா' (பிரெய்ன் ஸ்டெம் எவோக்டு ரெஸ்பான்ஸ் - Brain stem Evoked Response Audiometry BERA) என்று ஒரு பரிசோதனை செய்யப்படும். பாதிக்கப்பட்டவரை உறங்க வைத்து செய்யப்படும் இந்த நவீன பரிசோதனை மூலம் காது கேளாமையை மிகத் துல்லியமாகத் தெரிந்துகொண்டு, அதற்கேற்ப சிகிச்சை முறைகளைத் தேர்வு செய்யமுடியும்.

### ஹியரிங் எய்டு எப்போது அவசியம்

காது கேளாமைக்கு அடிப்படை காரணங்கள் இரண்டு. ஒன்று, ஒலி அலைகள் காதுக்குள் சென்றடைவதில் சிக்கல் ஏற்படுவது. அடுத்து, ஒலி மின்னலைகள் மூளைக்குள் சென்றடைவதில் சிக்கல் ஏற்படுவது. முதலில் சொல்லப்பட்டது பெரும்பாலும் வெளிக்காது கோளாறால் வரு-கிறது. ஆகவே, இதை 'ஹியரிங் எய்டு' மூலம் சரிபடுத்திக்கொள்ளலாம். 'ஹியரிங் எய்டு' என்பது வெளி உலகச் சத்தங்களை பன்மடங்குப் பெரி-தாக்கிக் காதுக்குள் அனுப்பும் ஒரு ஆம்ப்ளிஃபயர். கேட்கும் திறனை

சற்றுக் கூடுதலாக்க இது உதவும். இரண்டாவதாக சொல்லப்பட்டது காக்-
ளியா அல்லது செவி நரம்பு செயல்படுவதில் ஏற்படும் சிக்கலால் வரு-
வது.

இதன் காரணமாக சிலருக்கு ஓரளவு காது கேட்காமல் போகலாம்
அல்லது முழுவதும் காது கேட்காமல் போகலாம். பிறவியிலிருந்தே
குழந்தைகளுக்கு ஓரளவு காது கேட்பதாக இருந்தால், எவ்வளவு சீக்கிரம்
முடியுமோ அவ்வளவு சீக்கிரம் 'ஹியரிங் எய்டு' கருவியைப் பொருத்தி-
விட வேண்டும். அப்படியும் காது கேட்கவில்லை என்றால், 'காக்ளியர்
இம்பிளான்ட்'(Cochlear implant)டைப் பொருத்திக்கொள்ள வேண்-
டும்.

### காது இரைச்சல்

முன்பெல்லாம் முதியவர்களுக்கு ஏற்பட்ட காது இரைச்சல்
(Tinnitus) கோளாறு இப்போது 30 வயது இளைஞர்களுக்கும் ஏற்படு-
கிறது. காரணம், ஒலி மாசு. இன்று பெருநகரங்களின் முக்கிய இடங்கள்
எல்லாமும் சாதாரணமாக 90 டெசிபல் சத்தத்தைக் கொண்டுள்ளன.
இந்த இரைச்சல் காது இரைச்சலுக்கு வழிவிடுகிறது. தவிர, காதுக்குப்
போகும் ரத்த ஓட்டம் குறைவதால், செவி நரம்பு பாதிப்பதால், செவிப்-
பறை மீது அழுக்குப்படிந்து அழுத்துவதால், காதில் அடிக்கடி சீழ்வ-
டிவதால், தடுமம், உயர் ரத்த அழுத்தம், சர்க்கரை நோய், தைராய்டு
பிரச்னை... இப்படி பல காரணங்களால் காதில் இரைச்சல் உண்டாக-
லாம்.

காரணம் தெரிந்து அதற்கான சிகிச்சை தரப்படும்போது இது குண-
மாகும். இதனால் சரியாகாதபோது 'ஒலி மருத்துவம்' (Sound
Therapy) மூலம் சிகிச்சை தரப்படும், வாக்மேனின் இயர்போன் மாதிரி
'மாஸ்கர்' (Masker) எனும் கருவியைக் காதில் பொருத்திவிடுவார்கள்.

### காது

இரைச்சலுக்குச் சவால் விடுகிற மாதிரி அதைவிட அதிக டெசிபல்
உள்ள ஒலியை இது உருவாக்கும். இரைச்சலின் கொடுமையை உணர-
விடாமல் இந்த ஒலி தடுத்துவிடும்.

### காது பிரச்சனைகளை சமாளிக்கும் முறைகள்

### காது

இந்த இரண்டு எழுத்து உறுப்பு ஒலியைக் கேட்பதற்கு மட்டுமல்ல
நாம் நேராக நிற்கவும், தள்ளாடாமல் நடக்கவும்கூட மிக அவசியம்.

கேட்கும் திறனுக்கும் பேச்சுத் திறனுக்கும் நெருங்கிய தொடர்பு உண்டு. குழந்தைக்கு காது கேட்கத் தொடங்கினால்தான், அது பேசத் தொடங்கும். இல்லையென்றால் அதற்குப் பேச்சும் வராது. மாசடைந்த சூழல், ஒலி மாசு, சுய சுத்தம் குறைவு, மாறிவிட்ட வாழ்க்கை முறைகள் போன்ற பல காரணங்களால் இப்போது காது பிரச்னைகளும் அதிகரித்து வருகின்றன.

காதுவலிக்குக் காரணம்

காது நோய்களில் முக்கியமானது, காதுவலி. காதில் கொப்புளம் தோன்றுவது, காதில் சீழ் வடிவது, அழுக்கு அல்லது அந்நியப் பொருட்கள் அடைத்துக் கொள்வது, எறும்பு போன்ற பூச்சி புகுவது, காதில் அடிபடுவது போன்றவற்றால் காதுவலி வரும். மூக்கில் சளி பிடிப்பது, மூக்கு ஒழுகுவது, தடுமம் போன்ற மூக்குப் பிரச்னைகளால்கூட காதுவலி வருகிறது. தொண்டையில் சளி பிடித்து புண் உண்டாவது, டான்சில் வீங்குவது போன்றவையும் காதுவலியை வரவேற்கும். காதுவலிக்கான காரணத்தைக் கண்டறிந்து சிகிச்சைபெற்றால் குணமாகும்.

பிறவியிலேயே காது கேளாமை

பரம்பரைக் கோளாறு, நெருங்கிய உறவுமுறையில் திருமணம் செய்துகொள்வது, கர்ப்ப காலத்தில் தாய் சாப்பிடும் சில மாத்திரைகள், கர்ப்பிணிக்குத் தட்டமை வருவது போன்றவை குழந்தைக்குப் பிறவியிலேயே காது கேளாமையை ஏற்படுத்துகின்றன, கணவருக்கு ஆர்.ஹெச் பாசிட்டிவ் ரத்தமாகவும், மனைவிக்கு ஆர்.ஹெச் நெகட்டிவ் ரத்தமாகவும், குழந்தைக்கு ஆர்.ஹெச் பாசிட்டிவ் ரத்தமாகவும் இருந்தால் அந்தக் குழந்தைக்குப் பிறவிச் செவிடு உண்டாகலாம். அடுத்து, குழந்தைக்கு ஏற்படுகின்ற மூளைக்காய்ச்சல் இந்தப் பிரச்னையை உண்டுபண்ணும்.

காது இரைச்சலுக்குப் பல காரணங்கள் உண்டு. அவற்றைத் தற்காலிகக் காரணங்கள், நிரந்த காரணங்கள் என்று பிரித்து வைத்துள்ளது மருத்துவம். காதுமடலைச் சேர்த்துச் சிறு துவாரமாகக் காதுக்குள் செல்கிற வெளிக்காதுக்குழலில், இயற்கையாகச் சுரக்கிற மெழுகு உருண்டு திரண்டு கட்டியாகிக் காதை அடைத்துக்கொண்டால், அயல் பொருட்கள் ஏதாவது அடைத்துக்கொண்டால், காளான் தொற்று ஏற்பட்டால் காதுக்குள் இரைச்சல் கேட்கும். இவையெல்லாமே தற்காலிகமாகக் காது இரைச்சலை உண்டாக்குபவை.

காதில் உள்ள அழுக்கை / அயல் பொருளை அகற்றிவிட்டால் அல்லது காளான் தொற்றுக்குச் சிகிச்சை பெற்றுவிட்டால் காது இரைச்சலில் இருந்து விடைபெறலாம். ஜலதோஷம் பிடிப்பதால்கூடச் சில நேரங்களில் தற்காலிகமாகக் காது இரைச்சல் உண்டாகும். அதேநேரத்தில் சில காரணங்களால் காது இரைச்சல் நிரந்தரமாகிவிடும். முதுமை இதற்கு முக்கிய காரணம். வயதாக வயதாக நடுக்காது எலும்புகள், காக்ளியா எனும் நத்தை எலும்பு மற்றும் காது நரம்பிழைகள் சிதைவடைவதால் காதுக்குள் இரைச்சல் தொடங்குவது வழக்கம். காதுக்குப் போகும் ரத்தம் முதுமையில் குறைவதாலும் காதில் இரைச்சல் ஏற்படுவதுண்டு

காதுவலிக்குக் காரணம்

காது நோய்களில் முக்கியமானது, காதுவலி. காதில் கொப்புளம் தோன்றுவது, காதில் சீழ் வடிவது, அழுக்கு அல்லதுஅந்நியப் பொருட்கள் அடைத்துக் கொள்வது, எறும்பு போன்ற பூச்சி புகுவது, காதில் அடிபடுவது போன்றவற்றால் காதுவலி வரும். மூக்கில் சளி பிடிப்பது, மூக்கு ஒழுகுவது, தடுமம் போன்ற மூக்குப் பிரச்னைகளால்கூட காதுவலி வருகிறது.தொண்டையில் சளி பிடித்து புண் உண்டாவது, டான்சில் வீங்குவது போன்றவையும்காதுவலியை வரவேற்கும். காதுவலிக்கான காரணத்தைக் கண்டறிந்து சிகிச்சைபெற்றால் குணமாகும்

காதின் நலன் காக்க

1. அடிக்கடி சளி, ஜலதோஷம் பிடிக்காமல் பார்த்துக்கொள்ள வேண்டும.

2. பென்சில், பேனா, பட்ஸ், குச்சி என்று கண்டகண்ட பொருட்களை வைத்துக் காதைக் குடையக்கூடாது.

3. குளிர்ந்த நீரும் குளிர் பானங்களும் காதின் பாதுகாப்பைக் கெடுக்கும் என்பதால், இவற்றைக் குறைத்துக்கொள்வது நல்லது.

4. காதுக்கும் மூக்கிற்கும் தொடர்புஉள்ளது. அடிக்கடி மூக்கை பலமாகச் சிந்தினால் காது கேட்பது குறையும். எனவே, மூக்கை பலமாகச் சிந்தக்கூடாது.

5. காதுக்குள் காய்ச்சிய எண்ணெயை ஊற்றக்கூடாது.

6. சைனஸ், டான்சில் போன்றவற்றுக்கு உடனடியாக சிகிச்சை எடுத்துக்கொள்ள வேண்டும்.

7. காதுகளில் வாக்மேன், ஹெட்போன் அணிந்தாலும் மிகவும் குறைந்த அளவில் வைத்துக் கேட்க வேண்டும்.

8. சுற்றுவட்டாரத்தில் அதிக இரைச்சல் இருந்தால், காதில் பஞ்சை வைத்துக்கொள்ள வேண்டும்.

9. தொடர்ந்து செல்போனில் பேச நேரும்போது ஒரு காதிலிருந்து மறு காதுக்கு மாற்றி மாற்றிப் பேசுவது நல்லது

10. சர்க்கரை நோய், உயர் ரத்த அழுத்தம் போன்றவற்றைக் கட்டுப்படுத்த வேண்டும்.

11. தினமும் தியானம் செய்வது காது இரைச்சலைத் தடுக்க உதவும்.

12. மதுவும் புகைப்பிடிப்பதும் காதின் நலனைப் பாதிக்கும். இந்த இரண்டுக்கும் விடைகொடுங்கள்.

# நான்

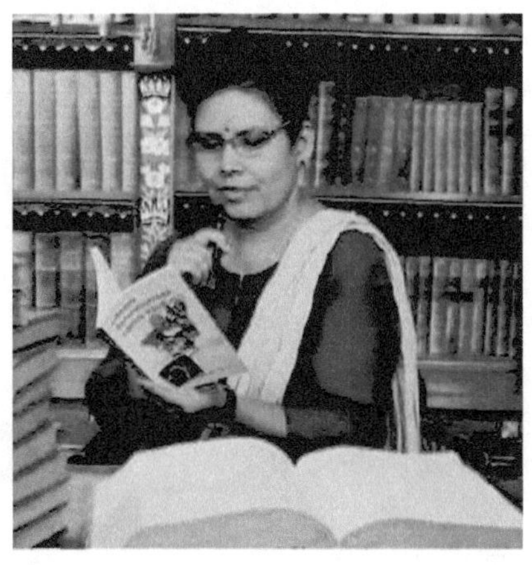

வாசகர்களால் நான்
வாசகர்களுக்காக நான்

முற்போக்கு எழுத்தாளர் வி.எஸ்.ரோமா – கோயம்புத்தூர்
+91 82480 94200
20 புத்தகங்கள் எழுதியுள்ளேன்
விருதுகள் பல பெற்றுள்ளேன்.
கதை , கவிதை, கட்டுரை, நாவல் பொன்மொழி, நாடகம்
எழுதுவேன்.


என்
எழுத்து
என் மூச்சுள்ள வரை
என் வாசிப்பே
என் சுவாசிப்பு
என்றும்

எழுதிக் கொண்டிருக்க வே
என் ஆசை

நான் திருமணமே செய்து கொள்ளாத பெண்மணி என்பதில்
எனக்கு மகிழ்வே.

என் எழுத்துக்கு முழு ஒத்துழைப்பு கொடுப்பவர்கள் என்
பெற்றோர்களே.

தந்தை
கா சுப்ரமணியன் _ தாசில்தார் - ஓய்வு

தாய்.
சு. கிருஷ்ணவேணி

என் பெற்றோர்களே
என்
எழுத்துக்கும்
எனக்கும் முழு ஒத்துழைப்பு தருகின்றவர்கள் என்பதில்
எனக்கு மகிழ்ச்சியே.

நான் ரோமா ரேடியோ
என்ற பெயரில் எஃப் எம் ஆரம்பித்துள்ளேன்.

என்
எழுத்து
என் ரோமா வானொலி மூலம்
எங்கும் ஒலிக்க
எட்டு திக்கும் ஒலிக்க
என் ஆவல்.

பெண்களை
பெரிதாக நினைத்துப்

பெரும் மகிழ்ச்சியடைந்து
பெருமைப் படுத்த வேண்டும்.

முற்போக்கு எழுத்தாளர்
வி.எஸ். ரோமா
Roma Radio
கோயம்புத்தூர்
+91 82480 94200